小学生
中医药传统文化
教育系列读本

护眼秘笈

徐 晶◎主编

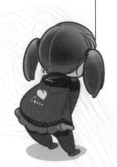

《黄帝内经》曰：目者，五脏六腑之精也，
营卫魂魄之所常营也，神气之所生也。

上海科学技术出版社
上海教育出版社

图书在版编目（CIP）数据

护眼秘笈 / 徐晶主编. -- 上海：上海科学技术出
版社：上海教育出版社，2020.11
（小学生中医药传统文化教育系列读本）
ISBN 978-7-5478-5134-0

Ⅰ．①护… Ⅱ．①徐… Ⅲ．①眼—保健—儿童读物
Ⅳ．①R77-49

中国版本图书馆CIP数据核字(2020)第210156号

护眼秘笈

徐晶　主编

上海世纪出版（集团）有限公司
上 海 科 学 技 术 出 版 社
上 海 教 育 出 版 社 　出版、发行

（上海钦州南路 71 号　邮政编码 200235　www.sstp.cn）
上海中华商务联合印刷有限公司印刷
开本 787×1092　1/16　印张 3.5
字数：50 千字
2020 年 11 月第 1 版　2020 年 11 月第 1 次印刷
ISBN 978-7-5478-5134-0/G·1010
定价：28.00 元

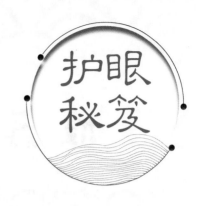

"小学生中医药传统文化教育系列读本"编委会

主　编　　陈凯先

副主编（以姓氏笔画为序）

　　　　　李　赣　肖　臻　温泽远　缪宏才

编　委（以姓氏笔画为序）

　　　　　王　平　王丽丽　尤　睿　吴志坤　何哲慧

　　　　　沈　珺　姜　嵘　娄华英　夏时勇　徐　晶

　　　　　郭　峰　梁尚华　舒　静　蔡忠铭　潘宗娟

《护眼秘笈》编写组

主　编　　徐　晶

副主编　　刘新根

编写人员　范春阳　王　影　周一鸣

推荐语

　　一株小草改变世界，一枚银针联通中西，一缕药香跨越古今……中医药学是我国原创的医学科学。它朴实无华，起源于我们祖先的生活实践，千百年来从我国传统文化丰腴的母体中源源不断地汲取着养料，慢慢积淀了深厚的内涵和功力，佑护着中华民族的繁衍昌盛和健康。

　　宝贵的中医药文化需要传承、创新和发展。近年来，中医药文化进校园已成为弘扬和传承中华优秀传统文化、普及中医药文化知识、提升青少年的文化自信与健康素养的重要措施。上海的一些中小学和校外教育机构通过校本课程和创新实验室等形式，组织了丰富多样的科普活动，帮助学生在了解传统中医药学的知识、感受中医药文化无穷魅力的同时，促进其与现代健康理念、运动健身、合理膳食和心理健康的全面融合，养成文明健康的生活习惯。

　　这套"小学生中医药传统文化教育系列读本"，反映了各具特色的上海中医药教育成果，图文有趣生动，适合小学生口味，值得推广。

倪闽景

2020 年金秋

（倪闽景为上海市教育委员会副主任）

致小读者

亲爱的同学：

提起中医药，你会想到什么？是年逾古稀的老中医，还是苦涩难咽的汤药丸药？其实，这样的联想失之偏颇。中医药是一种文化，它早已融入我们民族的血脉之中，渗透于日常生活的方方面面。无论是运动起居，抑或是衣食住行，我们都在不知不觉中分享着博大精深的中医药文化的智慧之果。

中医药学是我国原创的医学科学，是我们祖先在长期的生活和生产实践中发掘并不断丰富的宝藏。习近平总书记指出："中医药学包含着中华民族几千年的健康养生理念及其实践经验，是中华文明的一个瑰宝，凝聚着中国人民和中华民族的博大智慧。"一部人类文明发展史，记载了各种医学、药学的诞生与消亡，唯独中华民族创造的中医药学，拥有完整的理论基础与临床体系，历经数千年风雨而不倒，根深叶茂，为中华民族的繁衍昌盛做出了巨大贡献，对世界文明的进步产生了重大影响。当今时代，随着科学技术的迅猛发展，越来越多的医学专家意识到，中医药学的基本理念和方法与未来医学发展方向高度一致，是最有希望成为以我国为主导取得原始创新突破、对世界科技和医学发展产生重大影响的学科领域。中医药学的理论价值和神奇疗效，正不断为国际社会所重视，在许多国家和地区掀起了"中医热"。

在这样的宏观背景下，2019年10月，党中央和国务院再次明确提出：切实把中医药这一祖先留给我们的宝贵财富继承好、发展好、利用好。传承创新发展中医药是新时代中国特色社会主义事业的重要内容，是中华民族伟大复兴的大事。实施中医药文化传播行动，把中医药文化贯穿国民教育始终，使中医药成为群众促进健康的文化自觉。

　　这套"小学生中医药传统文化教育系列读本"，就是为小学生了解中医药传统文化，汲取生活中的中医药常识，学会用中医药学的理念关爱自己、关心家人，而专门组织中医药专家和学校老师共同编撰的。每一册读本的主题都是在一些学校多年开设相关课程的基础上精选而成，聚焦于小学生的视域，伴随着时代的脉动。这套读本将中医学关于人与自然和谐相处的辩证思想、中国历史上的名医名方、中医药对生活和人的身心影响、简单方便易于上手的中医保健和治疗方法等，融入有趣的故事和活动中，让我们的小读者通过阅读和体验，不仅得到科学精神的熏陶，学到中医学思想与方法，更能唤起并不断加深对祖国、对生活、对生命的热爱。

　　亲爱的朋友，建议你在阅读过程中随时记下自己的点滴收获和体会，并与同伴分享和交流。如果有什么新的发现和好的建议，别忘记及时告诉编写团队的大朋友，让我们为传承和弘扬中医药优秀传统文化而共同努力吧！

你的大朋友　陳凱先

2020 年初夏

（陈凯先为中国科学院院士，上海市科学技术协会原主席，上海中医药大学原校长）

目 录

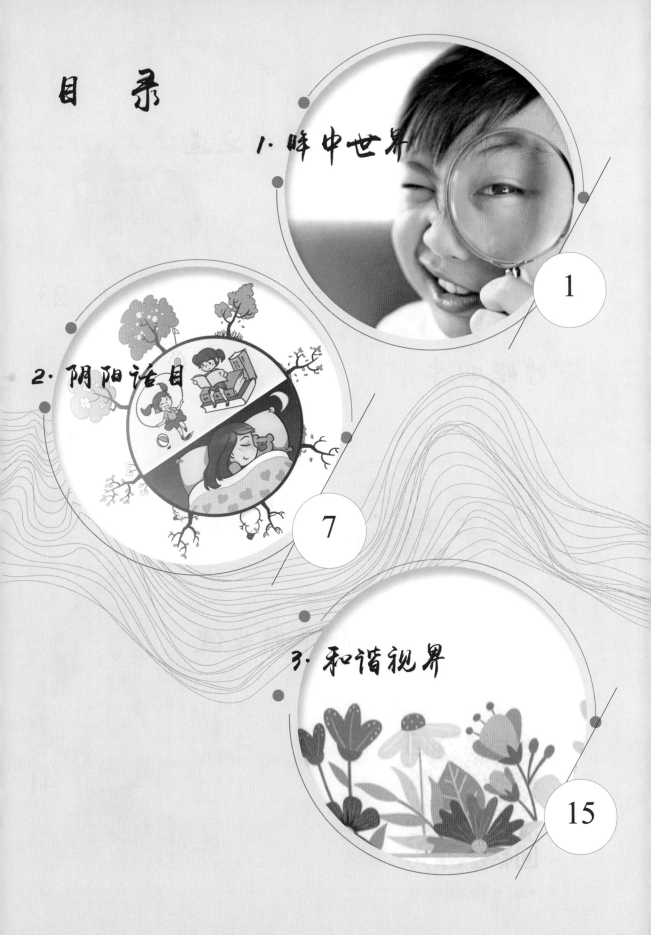

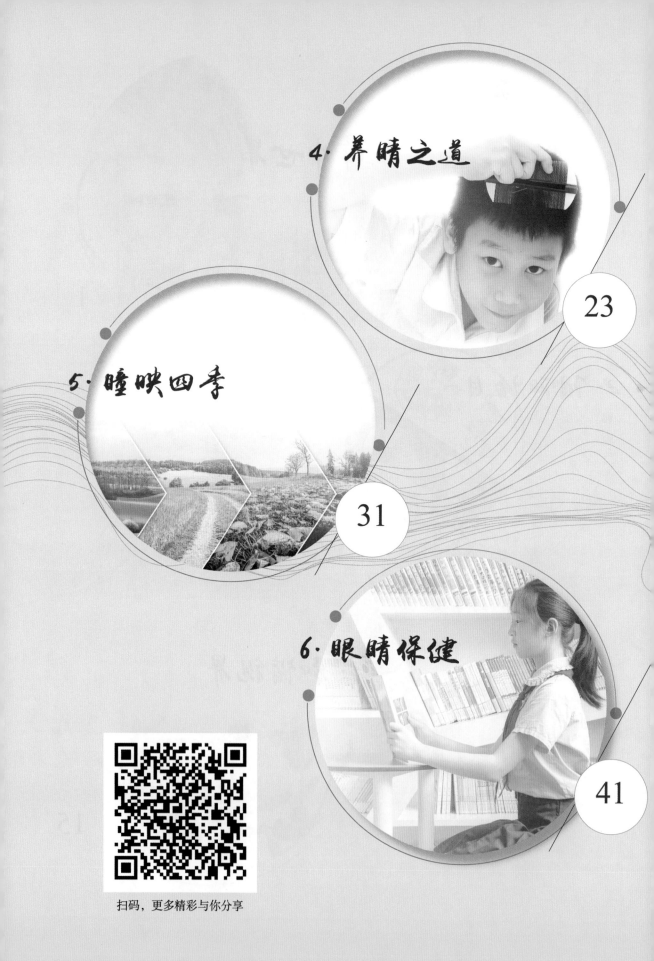

扫码，更多精彩与你分享

八 眸中世界

我国最早的中医学经典著作《黄帝内经》对眼的生理功能进行了分析，说："夫精明者，所以视万物，别白黑，审短长。"意思是说，眼睛是人们观察世界、认识世界的重要器官。两目精明，就能够观察万物，辨别黑白，审察长短。

视万物

装得下高山，
装得下大海，
装得下蓝天，
装得下整个世界。

审短长

寸有所长，
尺有所短，
取长补短，
共同进步。

别白黑

红花绿叶，
五彩斑斓，
真善美，
都藏在眼睛里。

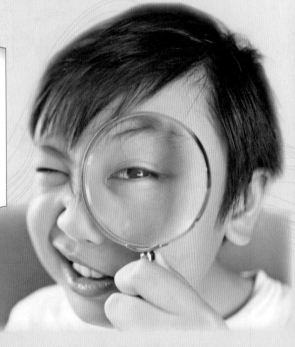

眼，即眼睛，古称目、精明。

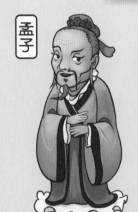

孟子

古代思想家孟子曾说："存乎人者，莫良于眸子。眸子不能掩其恶。胸中正，则眸子瞭焉；胸中不正，则眸子眊焉。听其言也，观其眸子，人焉廋哉？"意思是说，观察一个人，再没有比观察他的眼睛更好的方式了。眼睛不能掩盖一个人的丑恶。心中光明正大，眼睛就明亮；心中不光明正大，眼睛就昏暗不明。听一个人说话的时候，要注意观察他的眼睛，他的善恶真伪能往哪里隐藏呢？所以，人们说眼睛是心灵的窗户。

推开中医眼科学大门

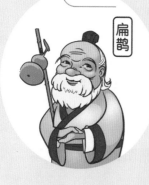

扁鹊

华佗

中医学是中国传统文化与医疗实践经验相结合的结晶。历代中医名家，他们悬壶济世，选用来源于自然的食材和药材，以高尚的医德和精湛的医术守护生命，在爱眼护眼方面，也留下许多高深精妙的方法。

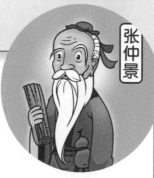

张仲景

名医张仲景在《伤寒论》中确立的辨证论治原则，对后世中医眼科应用全身辨证和经方治疗眼病影响深远，让我们知道了，眼睛不好不一定是眼睛的问题，也可能是肝的问题，还可能是肾或脾的问题。这就说明，中医诊病具有全局的观念。同时，这也告诉我们，看问题不能只看局部，不能仅仅解决局部的问题，而是要有全局观和大局观。

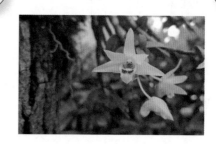

《神农本草经》记载："石斛主伤中，除痹，下气，补五脏虚劳赢瘦，强阴。"告诉我们，石斛具有滋阴清热、明目、强腰等功效，能够用于肾阴亏虚之目暗不明、视物昏花症。

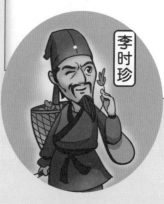

李时珍

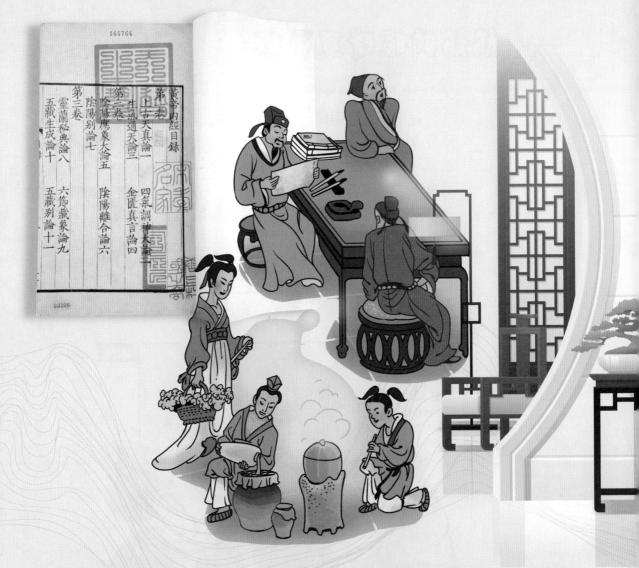

　　历代名医留下许多珍贵的医学典籍，如《黄帝内经》《黄帝八十一难经》《神农本草经》和《伤寒论》等。这些经典著作凝聚了古代医者的智慧，包含了许多诊治眼病、爱护眼睛的良方。例如，《黄帝内经》中记载了："夫心者，五脏之专精也，目者其窍也。"意思是说，心是五脏之精气汇聚之处，两目是心之精血上奉之处，能反映心神之喜怒哀乐。《黄帝内经》还指出："十二经脉，三百六十五络，其血气皆上于面而走空窍。其精阳气，上走于目而为睛。"这告诉我们，十二经脉及三百六十五络的气血皆上行于面部，滋养于面部孔窍，其中最精华的部分注于眼睛，使眼睛能看见东西。

　　可见，很早以前，我们的祖先在爱眼、治眼、护眼方面已经拥有了成熟的理论，留下了宝贵的文化遗产。

妈妈的眼睛更亮啦

　　琳琳妈妈的眼睛很神气，大家都认为她的眼睛会说话。可是最近以来，妈妈的眼睛失去了往日的神采，还出现了明显的眼袋。在琳琳的催促下，妈妈去看了中医。医生说，这是脾虚的表现，脾虚会使津液代谢失调，导致眼珠转动不灵和眼皮浮肿；脾虚还会引起气血不足，进而影响到肝，所以眼睛容易疲劳，还会影响视力。

　　经过一段时间的中医调理，琳琳妈妈的眼睛恢复了神采，眼皮的浮肿慢慢消失了，人也变得精神起来啦！

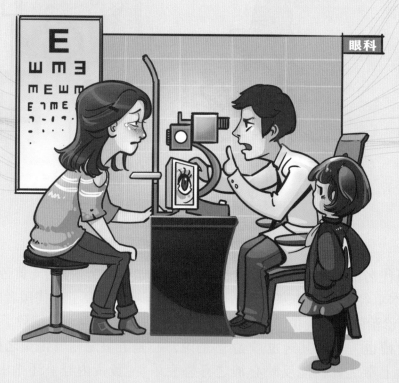

　　清代的黄庭镜博览群书，潜心眼科。他总结前人治眼成就，并结合己见，认为"凡眼疾，皆因眼脉不通，五脏失养"，并提出了以"外通经络、内调五脏"为主要手段的中医治疗眼疾的方法。外通经络就是疏通眼部经络，清除眼部毒素，促进血液循环，从根本上改善眼部生理环境；内调五脏就是通过调理五脏功能，确保眼睛营养供给。

　　当眼睛出现问题时，可能是在提醒我们，要关注五脏的健康。

保护眼睛，从日常做起

中医学认为，眼睛为视觉器官，视觉活动的物质基础是人体的精气。精气旺盛，眼睛就视物清晰、神光充沛；精气不足，就会脏腑失调、气虚肾亏，无法贯气至眼睛，最终会形成近视等眼部疾病。

我有一双亮晶晶的大眼睛。我可喜欢看书啦。早晨，我躺在沙发上看故事书。姐姐说："躺着看书对眼睛不好。"我摆摆手说："这样舒服！"

近视眼也称短视眼，古代称能近怯远症。一旦近视，眼睛只能看清近处的物体，看不清远处的。

都怪我长时间看书，缺乏运动，不注意用眼卫生。现在，我的眼睛失去了神采，鼻梁上还架了副眼镜，学习生活很不方便！

中午，我坐在草地上看书。同学走过来说："在强烈的阳光下看书，眼睛会受不了的。"我摇摇头说："没事儿！"

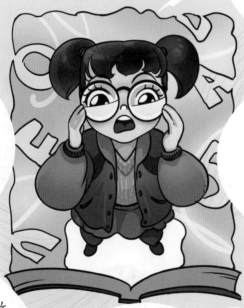

不知不觉，我发现：黑板上的字模模糊糊，墙上的小报也看不清楚！我的眼睛到底怎么啦？医生一检查，原来近视了。

吃饭了，我把书放在饭桌上，一边吃一边看。妈妈说："吃饭的时候别看书，对眼睛不好。"我头也不抬地说："这样节省时间。"

下午，我去公园荡秋千，边荡边看有趣的漫画书。大哥哥说："秋千晃呀晃，多伤眼睛！"我说："不会的。"

晚上，妈妈让我上床睡觉。我躲在被窝里，举起手电筒又看起了书。虽然光线有点暗，但我眼睛好得很，没关系！

生活中，你是否养成了爱眼护眼的好习惯？

设计个性视力表

青少年时期是视功能发育的重要时期，养成定期检查视力的好习惯非常重要。请你动手设计一款充满个性的视力表，及时了解自己的视力情况，让视力健康成为你的"必修课"！

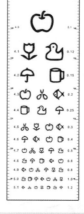

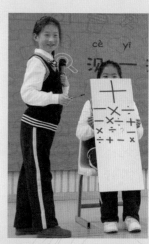

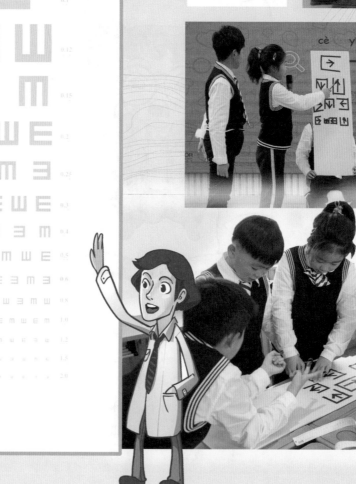

2. 阴阳话目

阴阳学说认为，宇宙的万事万物，是由于阴阳二气的相互作用而产生，也是由于阴阳二气的相互作用而不断发展、不断变化，阴阳变化是宇宙的根本规律。阴阳学说作为一种世界观和方法论，成为中医理论体系的重要组成部分，用以说明人体组织结构、生理病理、诊断治疗和预防。《黄帝内经》说："善诊者，察色按脉，先别阴阳。"凡医治疾病，一定要了解病情变化的根本。

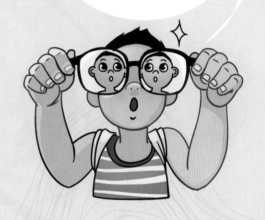

我得了近视，看不清远处，等我老了，近视会好吗？

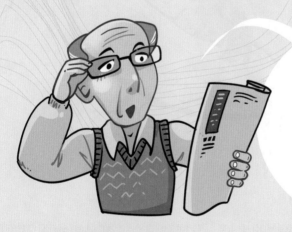

我年轻的时候是近视眼，现在年纪大了，又成了老花眼，近视眼加老花眼！我现在戴的是渐进多焦镜，这样既能看近处，又能看远处。

眼睛与阴阳

眼睛是人体阳气的"开关"。眼睛近视是因为心阳衰弱，阳虚阴盛，目中神光不能发越于远。人到中老年，阳不生阴，阴精不能收敛，目失濡养则目中光华不能收敛视近。所以，中医学认为近视眼和老花眼都是因为人体内阴阳和气血失调造成的。

处处有阴阳

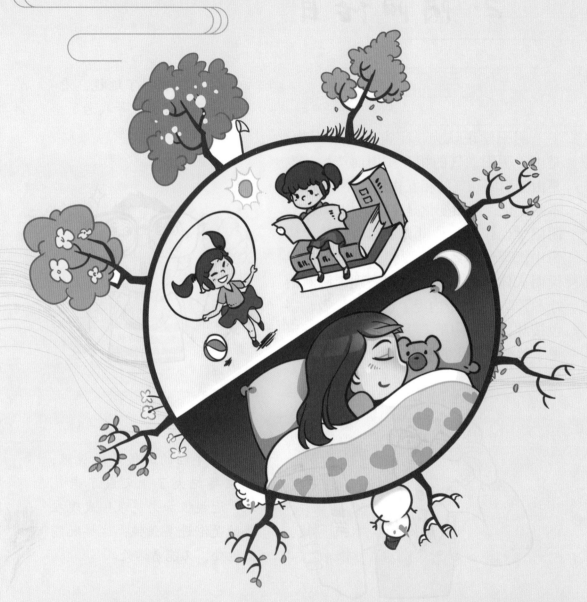

　　阴阳理论阐明了宇宙间一切事物的生长、发展和消亡，都是事物阴阳两种势力不断推动和相互作用的结果。因而，阴阳也就成为最基本的区分和概括事物的一种思维方法。一般而言，凡是静止的、内守的、下降的、寒冷的、有形的、晦暗的、抑制的都属于阴；凡是运动的、外向的、上升的、温热的、无形的、明亮的、兴奋的都属于阳。太阳明亮而温暖，代表"阳"；月亮皎洁而寒冷，代表"阴"。白天阳气旺盛，我们学习活动有精神；晚上阴气旺盛，我们就要安静入睡。

辨一辨，阴和阳

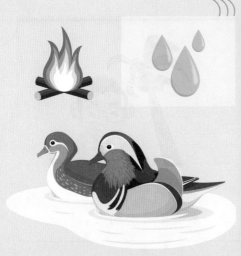

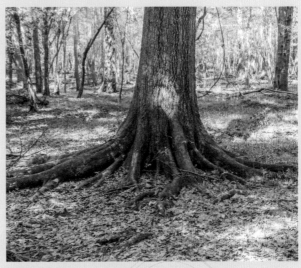

请你指图说说，大自然中何为阴，何为阳？

中医学认为，人的形体是一个内外上下相互联系的整体，但可划分阴阳。例如，人的体表部分属阳，体内部分属阴。五脏六腑也可以分为阴阳两部分，即肝、心、脾、肺和肾五脏属阴，胆、胃、大肠、小肠、三焦和膀胱六腑属阳。

将人体的组织结构分为属阴、属阳两部分，可以用于探究疾病的属性和变化等问题。

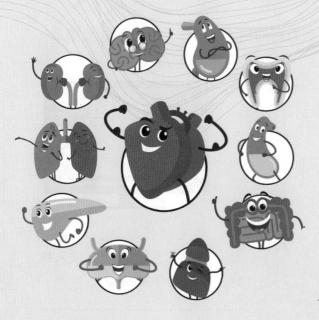

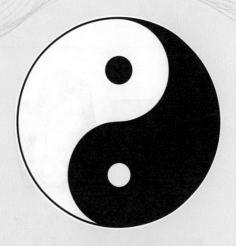

我们的祖先把阴阳太极图看作是生命的象征、生命的图腾。

生活中的护眼好方法

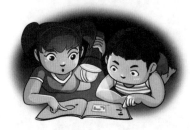

小文和小丽在黑暗中用手电筒看书，很伤害眼睛哦！

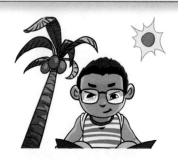

刺眼的阳光下，小明想阅读一本关于贝壳的书。

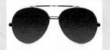

抵挡紫外线的墨镜

阻挡风沙的护目镜

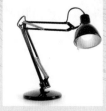

明亮的灯光

滋润眼睛的药水

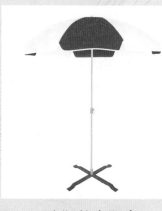

遮阳的太阳伞

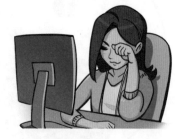

妈妈在电脑前工作了很长时间，她的眼睛又干又涩，忍不住用手去揉眼睛。

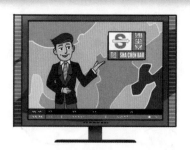

天气预报报道，未来几天会有沙尘暴，沙子会侵入眼睛，给我们带来伤害！

请分别为四个场景选择合适的物品来保护眼睛。

越亮越好吗?

晚上,亮亮躺在沙发上看手机。屋里很暗,他想:我把屏幕调亮,也许可以看得更清楚。于是,他把屏幕亮度调到最亮。看着看着,他觉得眼睛很酸,不知不觉流下了眼泪。

他很疑惑:我没有伤心呀,怎么会流泪呢?

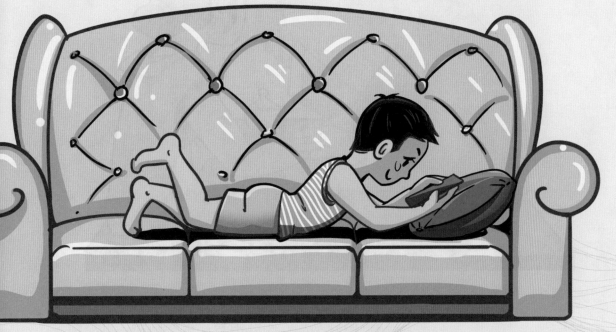

注:在黑暗处把手机调亮,会伤害我们的眼睛。不是光线越亮,我们眼睛看到的事物就越清晰。在暗处,可以把手机亮度调到与周围环境适合的亮度。

人需要顺应自然界的阴阳变化规律,与自然环境保持协调平衡,从而提高人体的适应能力。因此,我们用眼时的光线强度,应与所处环境的明暗程度相协调。

护眼"阴阳"法则

1. 光环境要适宜,不要在强烈的光线下看书。
2. 晚上看书,要打开符合国家相关质量标准的台灯来照明。
3. 电脑屏幕的亮度应根据周围环境的亮度予以调整。
4. 手机和平板电脑可以调成护眼模式。
5. 黑暗中看电子产品,旁边可以开一盏小灯。

平衡大智慧

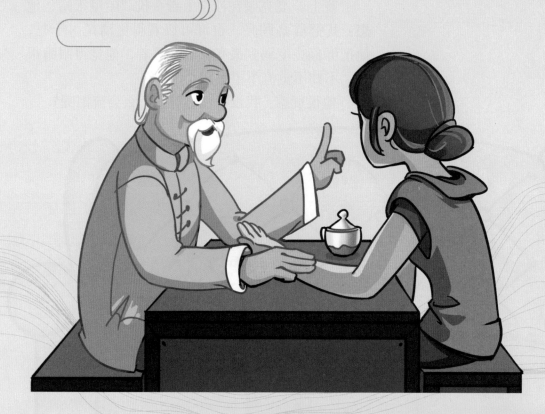

眼睛迎风流泪，多为肝血不足、风邪入侵。

《黄帝内经》记载："阴胜则阳病，阳胜则阴病。阳胜则热，阴胜则寒。重寒则热，重热则寒。"说明疾病的发生，其根本原因是阴阳失去相对平衡。所以，尽管临床病情千变万化，均可用"阴阳失调"加以概括。

有经验的中医师还能根据眼睛的异常变化，看出病人的身体状况。

眼白颜色紫红，多为邪热入营。

眼球震颤，可能是风邪入袭或肝风内动的表现。

长期眼圈发黑，多为肾亏兼有血瘀。

阴阳平衡消"麦粒"

有些小孩子的眼会得"麦粒肿",又叫"睑腺炎""偷针眼"。刚开始时,眼睑会痒,然后出现水肿、充血、胀痛等症状,摸上去有硬结,还有压痛感。

中医学认为,麦粒肿的形成主要有两个原因:一是受到了风热之邪,客于眼睑,滞留局部脉络,气血不畅;二是饮食辛辣,脾胃积热,火热毒邪上攻于眼睑,严重时会伴有发热、头痛等症状。如果热毒没有完全清除或脾气虚弱,有的人病情还会反复。

根据小孩子"脾肾肺不足、肝心有余"的生理特点,可以采用"去有余,补不足"的调理思路,以扶正祛邪、平衡阴阳的方法来消除疾病。

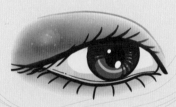

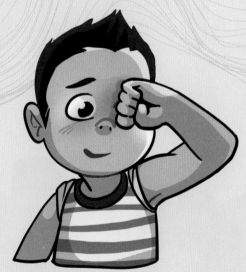

麦粒肿的日常预防

1. 注意眼睑局部卫生,不用脏手或不洁手帕揉眼。
2. 饮食清淡,均衡膳食,少吃辛辣、油腻和甜食,避免脾胃湿热。
3. 切忌挤压排脓,否则可造成脓毒扩散而出现危重症。

眼睛与色彩

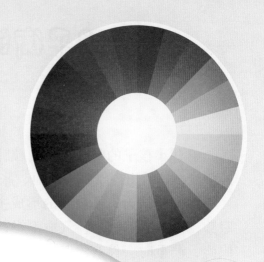

护眼讲究"阴阳平衡",颜色也有"阴阳"之分。例如,红色与绿色、蓝色与橙色、黄色与紫色等。这样的对比色还有很多,请你用对比色设计一个眼睛徽章吧!

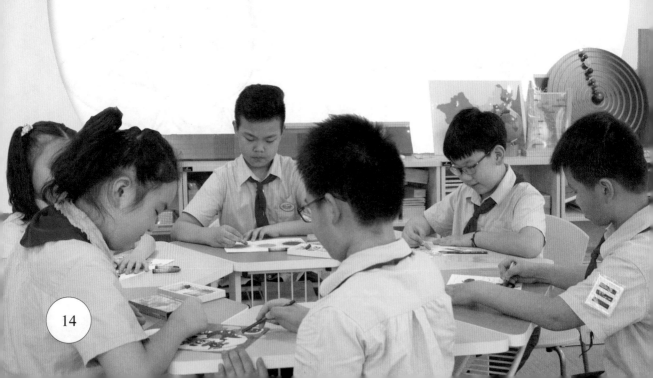

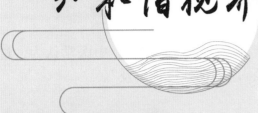

3. 和谐视界

用眼过度的危害

医生，我最近眼睛干涩、胀痛，看东西模糊。我的眼睛怎么了？

你最近是不是用眼过度了？

对呀，这几天我一直在写文章，从早写到晚。

用眼过度，会耗伤人体的肝血，出现眼睛干涩、不适，看东西模糊等症状，这就是久视伤血。

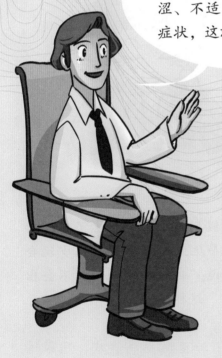

《黄帝内经》记载："久视伤血，久卧伤气，久坐伤肉，久立伤骨，久行伤筋。"意思是说，过度地看、卧、坐、站、走都会给身体带来伤害。"久视伤血"——这里的"血"，指肝血。用眼过度，肝血消耗过大，眼睛得不到滋养，就会出现不耐久视，视物模糊，眼干、眼涩等症状。只有肝血旺盛，眼睛才会炯炯有神。

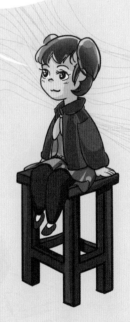

过犹不及

生活中，我们不论做什么事，都不能过度。中医学认为，过度会对人体有损伤，影响健康，这就是"过犹不及"。

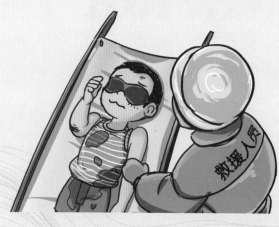

地震后，长时间埋在废墟中的小明得救了。他急切地想见家人，所以迫不及待想把眼罩摘掉，这样对吗？

注：长时间置身黑暗处，一下子见到阳光，强烈的光线会伤害眼睛，所以需要戴上眼罩。等眼睛慢慢适应了，才能拿下来。

小红觉得做眼保健操对眼睛有好处，于是她喜欢上了做眼保健操，每天都做很多遍，这样对吗？

注：按摩穴位能调节眼部经气，补益肝肾、养血明目。但过度按摩，会使皮肤受损，经络疲劳，适得其反。

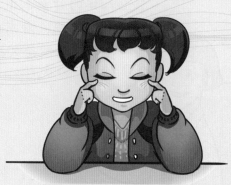

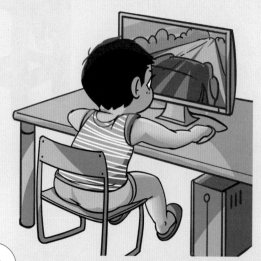

暑假期间，小胖迷上了电脑游戏，从早玩到晚。妈妈劝他少玩会儿，他说："我的眼睛很好，不会出问题的。"这样对吗？

注：一直玩电脑游戏，用眼过度，耗损肝血，使双眼得不到营养，眼睛会出现模糊、干涩、不耐久视等症状。

眼睛和情绪

情绪也会影响眼睛的健康。中医学认为，喜、怒、忧、思、恐这五种情志分属五脏，情绪太激烈就会损伤相应的脏腑。

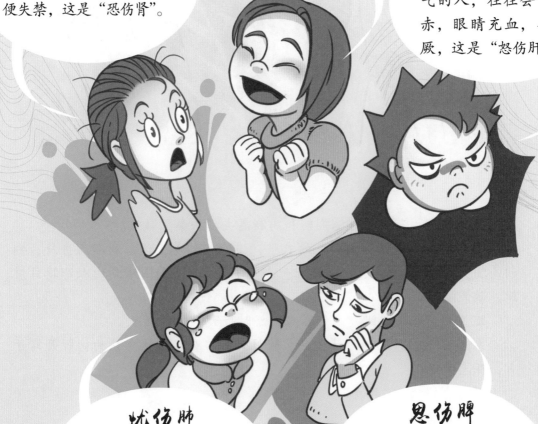

喜伤心

人过度高兴，常出现心慌、语无伦次、举止失常或诱发心脏疾病，这是"喜伤心"。

恐伤肾

人在过度惊恐时会耗伤肾气，使得肾气下陷，二便失禁，这是"恐伤肾"。

怒伤肝

气愤不平、大发脾气的人，往往会面红耳赤，眼睛充血，甚至昏厥，这是"怒伤肝"。

忧伤肺

人在悲伤忧愁时，肺气抑郁，耗散气阴，会出现感冒、咳嗽等症状，这是"忧伤肺"。

思伤脾

人思虑过多会导致气血不足，引起头昏、心慌、腹胀、没有食欲等症状，这是"思伤脾"。

瞋目裂眦的故事

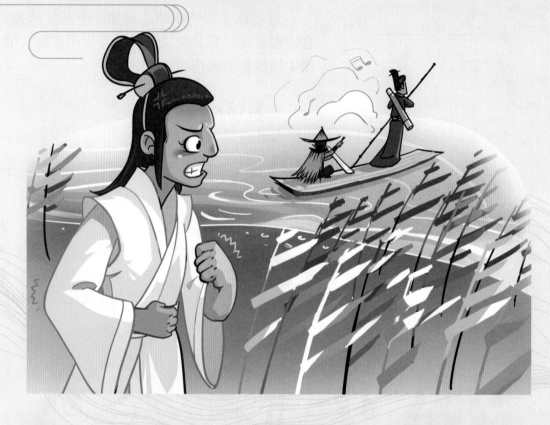

战国末期，燕太子丹派荆轲和高渐离去刺杀秦王嬴政。

临行前，太子丹穿着白色的衣服，送他们到易水边。高渐离击筑，荆轲高唱："风萧萧兮易水寒，壮士一去兮不复还！"周围听到的人都瞋目裂眦，慷慨激昂。

这里用"瞋目裂眦"来形容人愤怒时瞪大眼睛的样子。

人们生气的时候，为什么会"瞋目裂眦"呢？中医学认为，肝开窍于目，在志为怒。

孙思邈的《备急千金要方》指出："莫忧思、莫大怒、莫悲愁、莫大惧、莫跳踉、莫多言、莫大笑，勿汲汲于所欲，勿悁悁怀忿恨。"意思是说，要调节好情绪，不要过度忧思、发怒、悲伤、害怕、强横、多说、狂笑，也不要执着于欲望和仇恨。

"眉目传情"的游戏

眼睛是心灵的窗户。我们的眼睛可以表达各种情绪。

让我们通过"眉目传情"的游戏，来感受眼睛的传神功能。

游戏一：模仿下图，试着用眼睛表达不一样的心情。

游戏二：找个伙伴，互相用眼睛演一演、猜一猜。

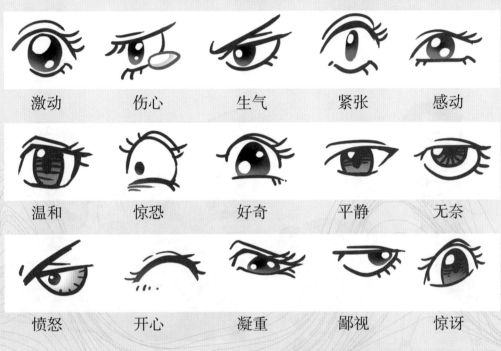

| 激动 | 伤心 | 生气 | 紧张 | 感动 |

| 温和 | 惊恐 | 好奇 | 平静 | 无奈 |

| 愤怒 | 开心 | 凝重 | 鄙视 | 惊讶 |

哭瞎双眼的李母

《水浒传》中，黑旋风李逵因忠诚率直，备受人们喜爱。他上了梁山后，很久没有回家探望母亲。家乡的老母亲因为思念儿子，整日以泪洗面，哭瞎了双眼。几年后，李逵回到家乡，见到了已经瞎眼的老母亲，心疼不已。

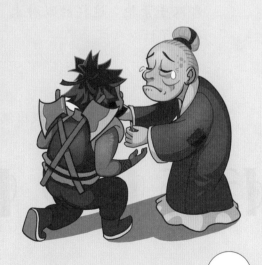

《黄帝内经》曰："故悲哀愁忧则心动，心动则五脏六腑皆摇。"意思是说，大凡悲哀忧愁等情志变化，会扰乱心神，心神不安则影响到其他脏腑。

会笑的眼睛

愉悦使人精神放松，快乐可以缓解疲劳。中医学主张，"以恬愉为务，以自得为功"。意思是要保持内心的平静和愉快，不因为外物影响心情。如此，五脏六腑气血顺畅，有益于滋养眼睛。

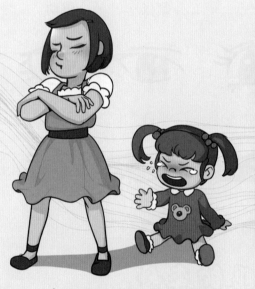

身边的小妹妹在哭，她却双手紧抱。这样的眼神太冷漠了！

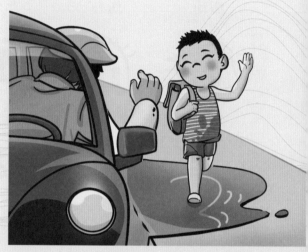

一辆车溅起泥水，把小男孩的衣服弄脏了。但是，小男孩摆摆手，一副没关系的样子。这样的目光好友善啊！

请在下列各种眼睛中，找出满含笑意的眼睛。

护眼表情包

　　——眼睛是表达心情的窗口。随着心情的变化，我们的眼睛会悲伤、会害怕，也会开心，你关注过眼睛的"表情"吗？

　　请为自己的眼睛设计一款"护眼表情包"，并与家人和朋友分享你的个性化设计吧。

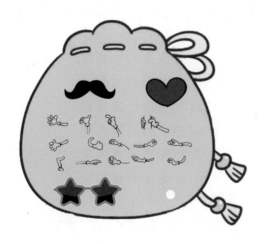

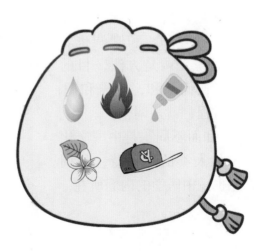

和而不同

耳朵、嘴巴、鼻子、眼睛围着一株玫瑰花吵起来了。

耳朵说:"玫瑰花是小蜜蜂的太阳,看到它就好像听到嗡嗡的声音。"

嘴巴说:"玫瑰花是甜甜的花蜜味。"

鼻子摇着头说:"玫瑰花芳香扑鼻。"

眼睛说:"玫瑰花是红色的。"

玫瑰说:"大家都说得对,把你们各自说的特点合起来,就是美丽的我啦!"

明代缪希雍所著《神农本草经疏》指出:"调者,和也。逆则宜和,和则调也。"意思是说,调是方法,目的在和;逆而不和,皆需和调;和的过程,就是调整。

"和而不同"是中国文化贡献给人类的大智慧,和调思想也是中医学的内涵所在。

《黄帝内经》中"和"的思想

和谐共生的自然观
天地人和的生命观
内外和谐的健康观
心志宁和的情志观
失和失衡的疾病观
和为圣度的诊治观

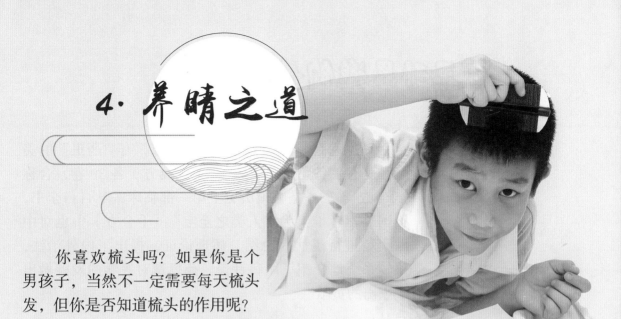

4. 养睛之道

你喜欢梳头吗？如果你是个男孩子，当然不一定需要每天梳头发，但你是否知道梳头的作用呢？

奶奶的梳子

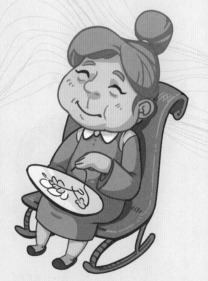

隔壁李奶奶喜欢绣花。妞妞去李奶奶家玩，看到李奶奶的绣花针上下翻飞，便好奇地问："您的年纪和我奶奶差不多，为什么您的眼睛还能这么好？"

李奶奶笑着说："我有一件护眼法宝——梳子。经常用梳子梳头，年纪大了也能耳聪目明。"

中医学认为，我们全身遍布经络，使气血通达全身。经常梳头可以疏通气血，起到滋养和坚固头发、健脑聪耳、散风明目的作用。隋代名医巢元方指出，梳头有通畅血脉、祛风散湿的作用，能够减缓头发变白，但梳头不要太重，不能伤了头皮。

药王孙思邈的养睛之道

孙思邈是我国唐代伟大的医学家，有"药王"的美誉，著有《备急千金要方》《千金翼方》各30卷，合称《千金方》——是中国历史上第一部临床医学百科全书，被国外学者推崇为"人类之至宝"。《千金方》中也对中医眼科进行了病因总结、病理论证，提出了内外治法，比较系统地介绍了眼科针灸。孙思邈对医学的发展做出了杰出的贡献。

孙思邈崇尚养生，并身体力行，年过百岁而视听不衰。他总结了许多切实可行的养生方法，时至今日，还在指导着人们的健康生活。

梳头

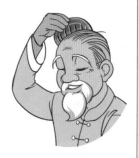

梳头：由前额向后脑梳头，力度适中，每日早晚各5分钟。

运目

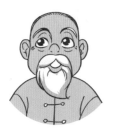

运目：合眼，然后用力睁开眼，眼珠打圈，望向左、上、右、下四方，重复3次。

熨目

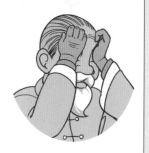

熨目：搓手至掌心发热，将掌心敷在眼部。此动作可以预防近视。

调肝治眼病

药王孙思邈除了有保护眼睛的好办法，他还有一段调肝治眼病的经历呢！

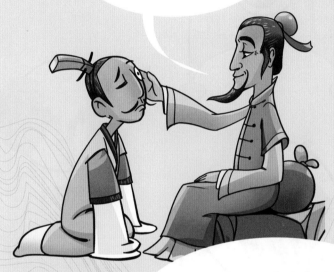

> 你的病根不在眼睛，而在肝，所以用治眼睛的药不管用。

一天，一位病人来找孙思邈看病。他的眼睛已经红肿好几天了，用了很多药都没有用。孙思邈仔细为病人诊断，还询问了病人发病前后的生活情况。

> 怒伤肝，肝开窍于目，所以眼睛就红肿了。找到病因，吃点去肝火的药，你很快就能恢复，以后不要随便发怒。

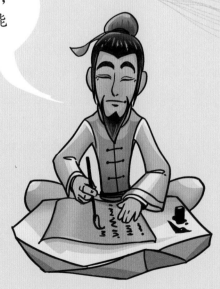

原来，病人曾与邻居大吵一架，肝火旺盛，这才种下了病根。他按照孙思邈开的方子服药，三天后，眼睛的红肿就全部消退了。

肝在身体里担任着非常重要的角色。肝的经脉从脚联系到眼睛，不断地将养分输送给眼睛，让眼睛神采奕奕。中医学认为，"肝开窍于目"，说明治疗眼疾要从肝入手。

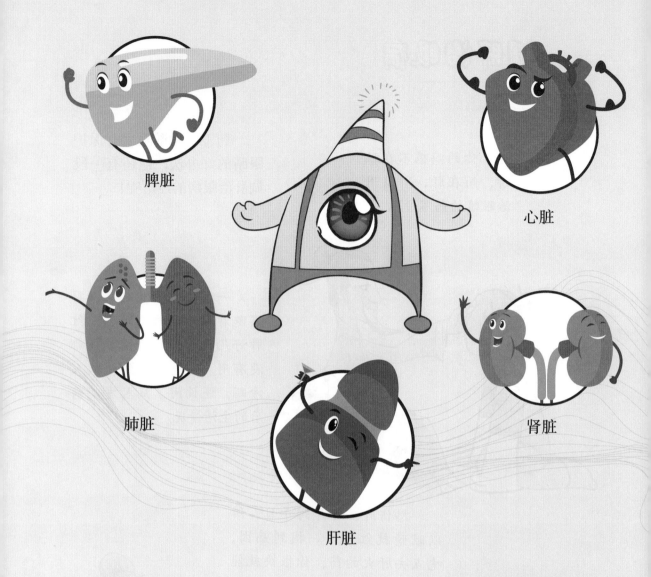

脾脏

心脏

肺脏

肝脏

肾脏

注：中医学认为眼有"五轮"，分别内应于脾、心、肾、肺、肝，明确了眼局部与整体的关系。

肉轮部位指上下眼睑，内应于脾。

血轮部位指内外两眦及眦部血络，内应于心。

气轮部位指白睛，即眼白，内应于肺。

风轮部位指黑睛，即角膜，内应于肝。

水轮部位是指瞳神，内应于肾。

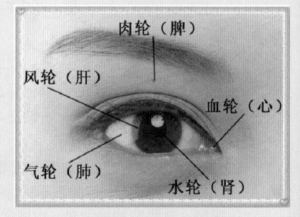

肉轮（脾）
风轮（肝）
血轮（心）
气轮（肺）
水轮（肾）

循经拍打治眼病

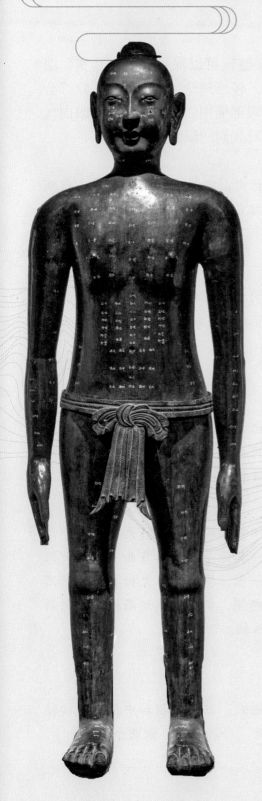

有位患者本来并无眼疾，大病一场后眼睛出了问题，看到的东西都重叠在一起，久治无效，非常焦虑。听说有位老中医善治眼病，这位病人慕名而去拜访。老中医问了他得病的经过后，仔细把了脉，最后笑着对他说："你这病不难治，只要按我的方法坚持按摩3个月，症状就会缓解。"病人半信半疑，但坚持天天按摩。

3个月过去了，病人的症状有了缓解。他激动地找老中医表达谢意，并问他为什么按摩能有这样的效果。老中医指着墙上的经络图说："你看，内外眼角正好是这两条经络的起点，你的经络出现堵塞，气血没法输送到眼部，所以影响了视力。按摩疏通了经络，视力自然就恢复了。"

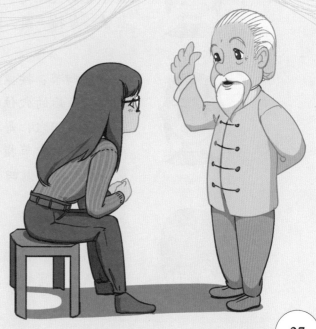

护眼有门道

我们都知道，做眼保健操可以保护视力。其实，眼保健操就是根据中医推拿、经络理论，结合体育医疗综合而成的按摩法。它通过对眼部周围穴位的按摩，使眼内气血通畅，改善神经营养，对我们的眼睛大有裨益。

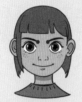

第一节：按揉攒竹穴。双手大拇指按于眉头内侧端的穴位处，其余手指尖轻触前额，大拇指按节拍揉圈，做四个八拍。

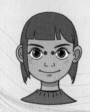

第二节：按压睛明穴。用双手食指分别按在两侧内眼角的穴位处，按节奏上下按压，做四个八拍。

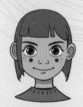

第三节：按揉四白穴。用双手食指分别按在两侧眶下孔的穴位处，大拇指抵在下颌凹陷处，其他手指握紧。每拍一圈，做四个八拍。

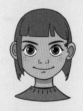

第四节：按揉太阳穴，轮刮眼眶。大拇指按于两侧外眼角后的穴位处，其他手指自然弯曲。先用大拇指按揉太阳穴，每拍一圈，揉四圈。大拇指不动，用双手食指的中节指骨内侧，从眉头刮到眉梢。连刮两次，如此交替做四个八拍。

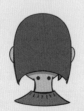

第五节：按揉风池穴。双手食指和中指分别按揉两侧颈后陷窝的穴位处。每拍一圈，做四个八拍。

穴位眼罩

做眼保健操的时候，你能又快又准地找到眼睛上的穴位吗？佩戴有趣的穴位眼罩可以帮你准确地找到穴位。

请在眼罩上画一双明亮的眼睛，标注好和眼睛有关的穴位，并装饰有个性的图案。

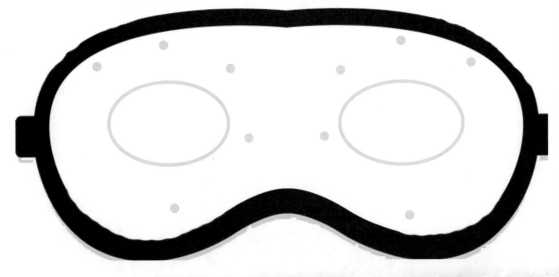

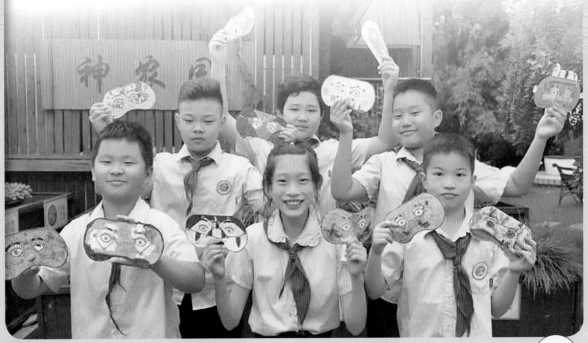

和眼睛有关的反射区

中医学认为，在手掌、脚掌，还有耳朵部位，都有对应人的各个器官的反射区。从这些反射区出现的异常现象可以发现人体组织器官的疾病动态。通过刺激反射区不同位置，可以调整人体相应器官的状态。

经常按摩以下这些地方对保护眼睛很有帮助。

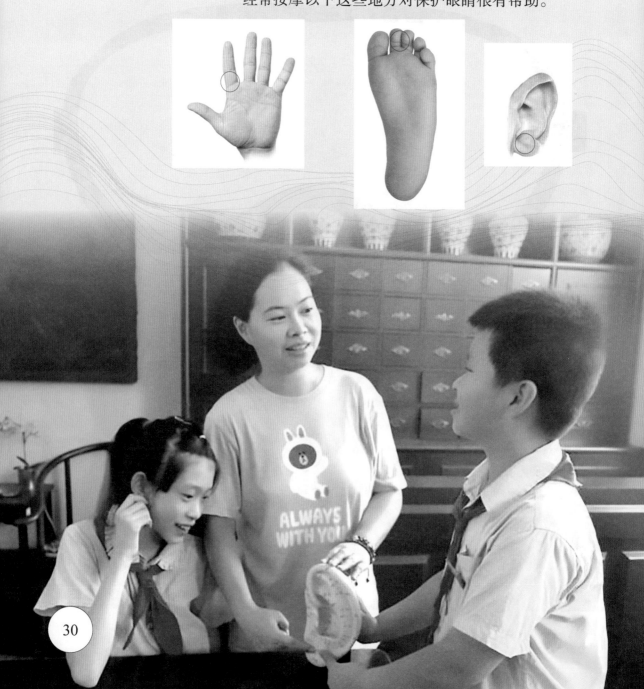

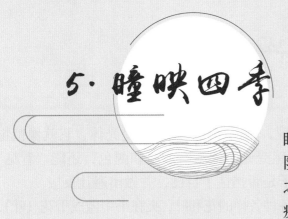

5. 瞳映四季

大自然的四季更替与我们的眼睛有关系吗?《黄帝内经》记载:"故阴阳四时者,万物之终始也,死生之本也;逆之则灾害生,从之则苛疾不起,是谓得道。"意思是说,四季气候的变化有一定规律,我们要顺应变化来养护身体。

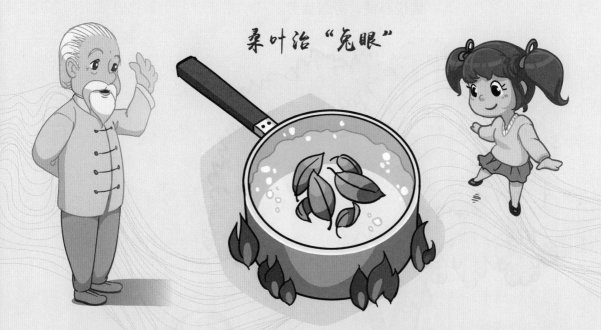

桑叶治"兔眼"

小宝说:"爷爷,我有好几个同学眼睛红红的,像兔子的眼睛一样,还不停流泪,看上去可难受啦。"

爷爷说:"这是红眼病,会传染的,你要小心。"

小宝问:"那该怎么办呢?"

爷爷指着窗外的桑树说:"桑叶具有疏散风热、清肝明目的功效,用来煮水,先熏患眼后温服,并清洗眼睛,病就会慢慢好起来的。"

第二天,小宝把这个方法介绍给同学,大家试过之后,果然很有用。

注:红眼病俗称兔子眼,西医称急性结膜炎,是一种由细菌或病毒感染引起的急性传染性眼病。夏秋两季多发,主要是通过密切接触传染。

植物的"眼睛"

科学家发现，植物体内的细胞有受光体，它就像植物的"眼睛"，能感受光的强度、方向和颜色，还能"看见"其他植物的叶子是否挡住了自己，并做出避让反应。

请你收集各种各样的花和叶，夹在书中做成干花（叶），然后把它们组合起来，制作一张护眼书签。

当眼睛疲惫的时候，欣赏一下自己做的植物书签，可愉悦心情，舒缓疲劳。

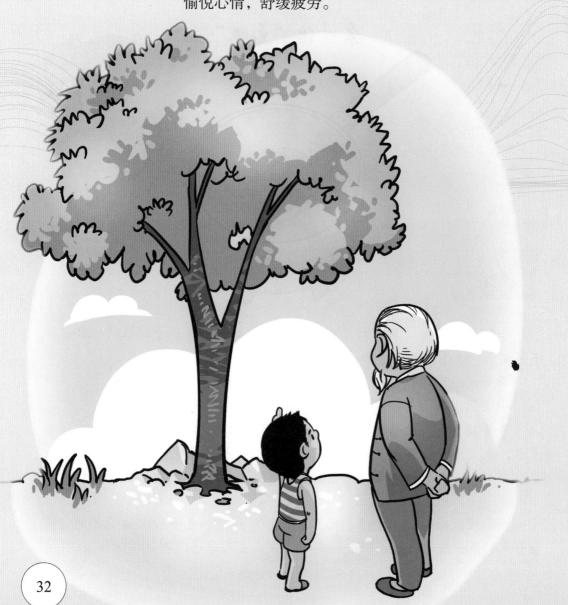

我眼中的植物四季

树叶千姿百态，色彩斑斓，请你用收集的树叶拼贴出四季美景吧。

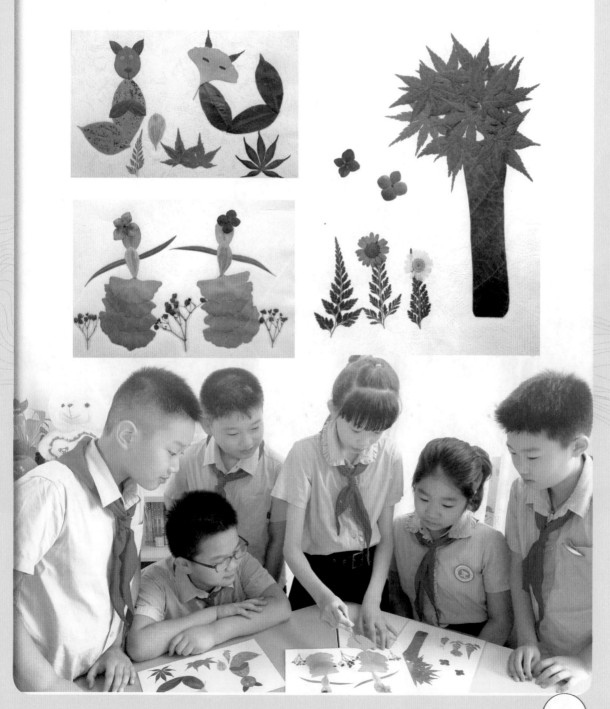

眼睛的四季保健

春季，气温变化大，不要急于减少衣物。春季阳气生发，要注意保护好初生的阳气，减少损耗。这时候要尽量避免用眼过度，以免对眼睛造成伤害。

秋季，天气干燥，容易出现各种燥邪伤人的症状。这时候，要预防眼睛干涩。

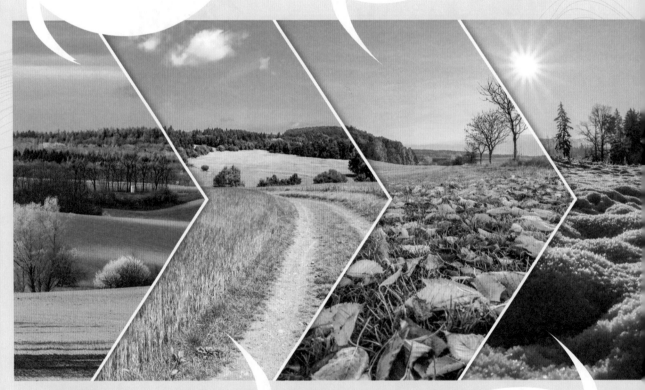

夏季，天气炎热，是一年中阳气最旺盛的季节。这时候外出应该戴好墨镜，避免强光伤害眼睛。

冬季，草木凋零。此时人体为抵御严寒，需要储存更多的能量和营养物质。可以多吃些对眼睛有益的食物，为眼睛储存营养。

中药取材于自然，品类众多。各种药材的搭配，各种性味的组合，各种不同的炮制方法，季节、产地、花叶根茎的差异，使得研究中药如同研究历史、研究人物、研究社会一样，具有极大的包容性，这就是古人所说的"弥纶天地之道"。

阿牛为母治眼病的传说

很久以前，有一个叫阿牛的农民，他的母亲双目失明。阿牛拼命挣钱给母亲求医买药。他的母亲不知吃了多少药，但眼病仍不见好转。阿牛的孝心感动了菊花仙子。她托梦给阿牛：到数十里外的天花荡，采摘九月初九重阳节开放的白菊花，用花煎汤，能治好母亲的眼病。

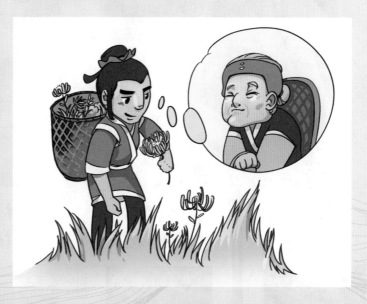

重阳节那天，阿牛找到盛开的白菊花并移种到家门口。他每天采摘一朵煎汤药给母亲喝。过了一段时间，阿牛母亲的眼睛逐渐复明了！渐渐地，大家发现，菊花有明目的功效。于是，人们将九月初九称为菊花节，并形成了赏菊花、饮菊花酒、喝菊花茶的习俗。

注：菊花既可药用又可食用，性微寒，味甘、苦，具有平肝明目、疏风清热、解毒消肿的功效。同时，可泡菊花茶或制作各类菊花膳食。

《黄帝内经》记载："空腹食之为食物，患者食之为药物。"食物与药物，都来源于自然界。只能食用的称为食物，只能用来治病的称为药物，既能治病又可食用的，就是"药食同源"的两用之材。

四季枸杞四季宝

枸杞既是药材，也是食材，它的全身都是宝。

春季 枸杞芽

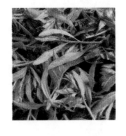

春季，枸杞长出嫩芽，称为枸杞芽或枸杞头。人们采摘枸杞芽作为时令蔬菜。常吃枸杞芽可以清热解毒。

夏季 枸杞花

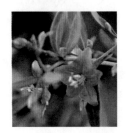

夏季，枸杞开出浅紫色的花。枸杞花不但外观娇小可爱，还可以用来泡茶，有滋肾、明目、补肝的功效。

秋季 枸杞果

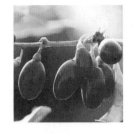

秋季，枸杞枝头上结满了红红的果实，人们采下果实晒干以便保存，称为枸杞子。枸杞子可以泡茶或制作药膳，有滋补肝肾、益精明目的功效。

冬季 枸杞根

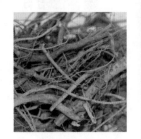

冬季，枸杞的所有精华都集中到根部，此时的枸杞根皮最有营养。经过炮制的枸杞根皮是一味中药材，叫地骨皮，有清虚热、泻肺火、凉血的功效。

中医学认为，"肝开窍于目"。意思是说，眼睛的视觉功能与肝有着密切的关系。我们可以借助一些食物的药食功效，多吃一些益肝的食物。

覆盆子

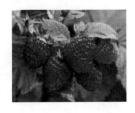

味甘、酸，性微温。具有养肝明目的功效。

桑叶

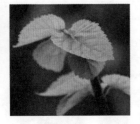

味甘、苦，性寒。具有清肝明目的功效。

枸杞、菊花、桑叶、覆盆子等，都有养肝明目的功效，既是食物也是药物。你知道还有哪些药食同源的材料？

名称：

功效：

名称：

功效：

护眼美食做一做

孙思邈说:"凡欲治病,先以食疗,食疗不愈,后乃药尔。"意思是说,要治病的时候,先用食疗,食疗治不好再吃药。是药三分毒,能用食疗解决的,可以先用食疗解决,不一定要吃药。让我们动手做一道护眼美食吧!

清炒枸杞芽

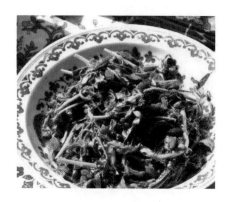

主要食材:枸杞芽 250 克。

配料:枸杞子少许,食用油少许,食盐适量。

制作方法:

1. 枸杞芽清水洗净,备用。

2. 枸杞子洗净备用。

3. 炒锅加热,加入少许食用油,放入枸杞芽翻炒至翠绿色。

4. 加入少许清水和枸杞子,加盖子煮 1 分钟,即可。

品尝感受:枸杞芽入口有清香,味道有些微苦,而枸杞子味道甜甜的。

护眼美食

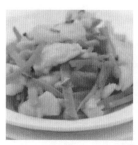

胡萝卜炒鸡蛋

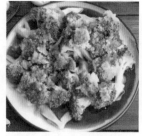

油泼西兰花

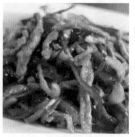

青椒炒肉丝

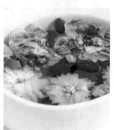

枸杞玫瑰花茶

健康膳食养明目

大自然在每个季节都为眼睛准备了健康的美食，我们要顺应自然、爱护自然、敬畏自然。

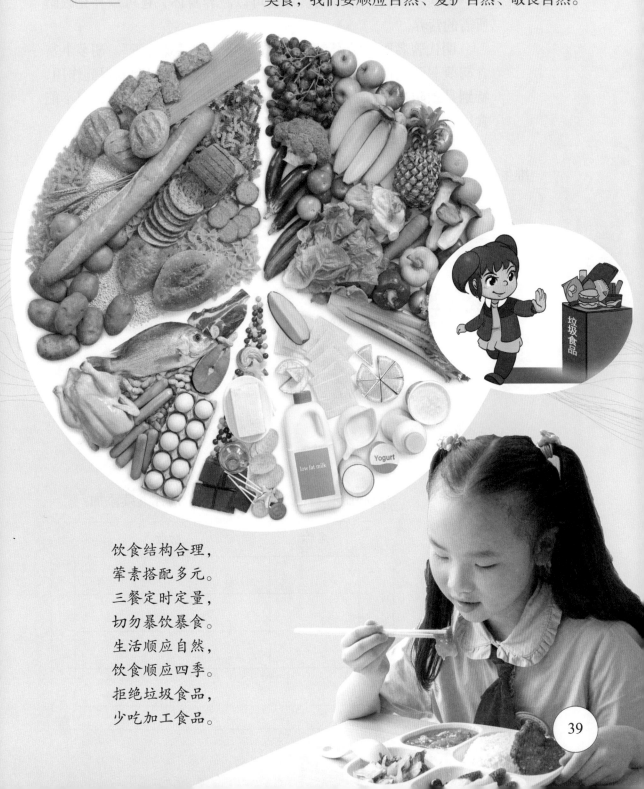

饮食结构合理，
荤素搭配多元。
三餐定时定量，
切勿暴饮暴食。
生活顺应自然，
饮食顺应四季。
拒绝垃圾食品，
少吃加工食品。

眼睛所需的营养

中医学认为，合理膳食不仅可以滋养身体，还可以补充眼睛所需的营养。

明代著名医药学家李时珍称胡萝卜为"菜蔬之王"。胡萝卜富含胡萝卜素，在体内可转化成维生素 A，对眼睛可起到保健作用，特别是预防夜盲症，也有一定的美容和预防衰老的作用，但不能食用过量。

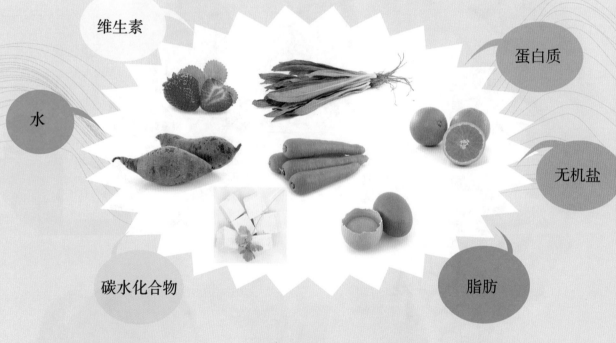

维生素

蛋白质

水

无机盐

碳水化合物

脂肪

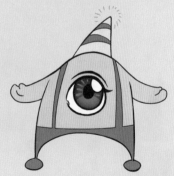

嗨，我需要的营养可多啦！

对眼睛有益的食物还有很多，请你继续添加：

名称	功效

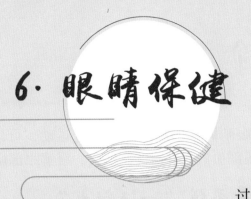

6. 眼睛保健

中医学认为，眼睛与脏腑通过经络连接贯通，保持有机联系，经络不断输送气血至眼，以维持视觉功能。经常锻炼身体，有助于经络不断地输送气血，滋养眼睛，改善视力。

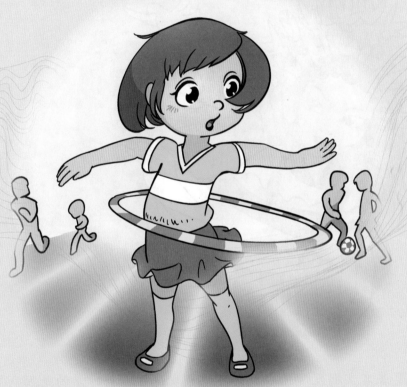

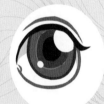

眼睛动动，上转转，下转转……

鼻子动动，呼哧，呼哧……

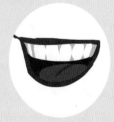

嘴巴动动，啊呜，啊呜……

眼睛需要运动

生命在于运动，眼睛同样需要运动。通过运动，可以疏通经络，调畅气血，增强眼部血液循环，醒脑明目，缓解眼部疲劳。

梅兰芳苦练"一汪秋水"

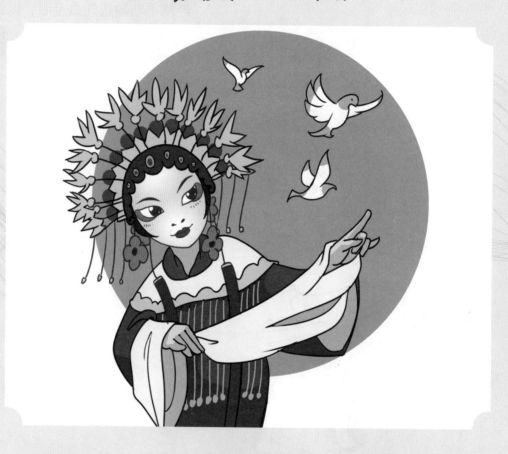

梅兰芳是著名京剧表演艺术大师。他8岁拜师学艺，学的是旦角。旦角需要一双水灵灵、会说话的大眼睛。可是小时候的梅兰芳有点近视，两眼无神，老师曾经劝他改行。为此，梅兰芳进行了刻苦训练。

他每天观察鸽子的飞行状况和特点，眼珠子使劲盯着鸽子不停地转来转去。天长日久，梅兰芳的眼睛越来越有神，眼神也灵活起来。人们都说梅兰芳的眼睛宛如一汪秋水，能充分表达人物内心的细腻感情。

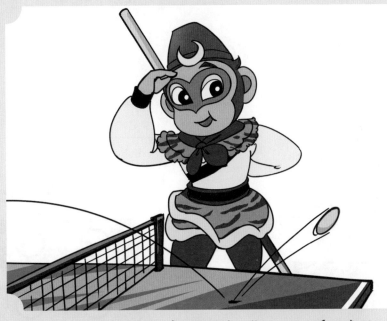

六小龄童练就"火眼金睛"

　　说起电视剧《西游记》中的"美猴王"孙悟空，大家一定对他的"火眼金睛"留下了深刻印象。你们知道吗？孙悟空的扮演者六小龄童是个近视眼。为了练成孙悟空炯炯有神的眼光，他经常看别人打乒乓球，用眼神跟踪乒乓球的活动弧线，球动眼动，用这样的方法训练眼睛的灵活度。他还用其他方法训练眼睛聚光。经过坚持不懈的努力，六小龄童终于练就了孙悟空的"火眼金睛"！

青少年预防近视六招

1. 确保足够的户外活动，每天至少 2 小时。
2. 连续近距离用眼后要休息，采用"3010"法则（用眼 30 ~ 40 分钟后休息 10 分钟）。
3. 控制电子产品的使用时间。
4. 采用正确的读写姿势。
5. 确保照明环境良好。
6. 保证充足的睡眠与营养。

　　转动眼球，让我们动起来！眼球运动，可以促进眼外肌协调性，提高睫状肌的调节功能，增强晶体弹性，开发周边视野，让自己的眼睛更有神。

舞动的眼球操

第一节
睁眼闭睛

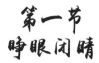

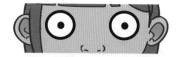 睁眼

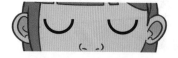 闭眼

第二节
眼现左右

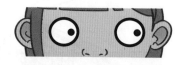 往左

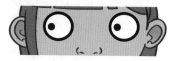 往右

第三节
上眼下探

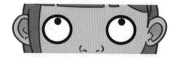 往上

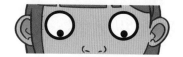 往下

第四节
右右眯大眯大

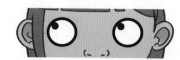 右上

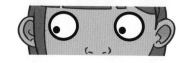 右下

第五节
左右瞄瞄

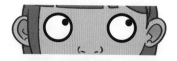 左上

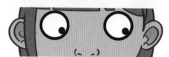 左下

注：做眼球操时，身体尽量放松，眼球动作要到位。每天早晚各做1次，持之以恒。

我来设计"眼球操"

【基本动作】

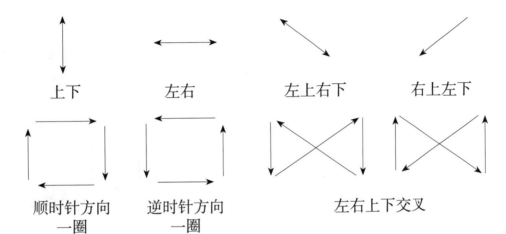

上下　　　　　　左右　　　　　左上右下　　　　右上左下

顺时针方向　　　逆时针方向　　　　　左右上下交叉
　　一圈　　　　　　一圈

【我的设计】

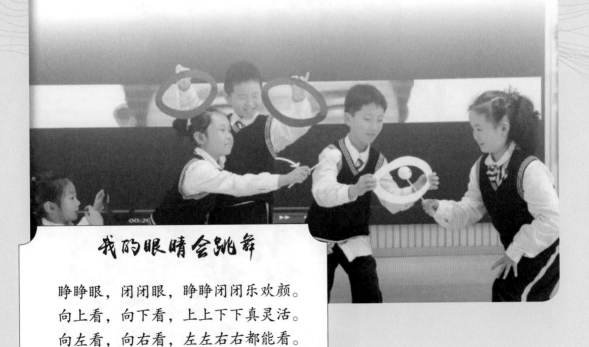

我的眼睛会跳舞

睁睁眼，闭闭眼，睁睁闭闭乐欢颜。
向上看，向下看，上上下下真灵活。
向左看，向右看，左左右右都能看。
转转圈，跳跳舞，眼睛亮亮有神采。

设计"正姿服"

眼睛的健康还与我们的人体姿势有关。请给模特设计一款"正姿服"，让我们站立时保持有精神的姿态，书写时保持"一拳、一尺、一寸"的姿势。

穿上"正姿服"，既有利于视力健康，也有利于身体发育。

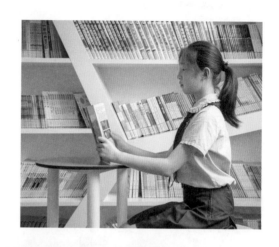

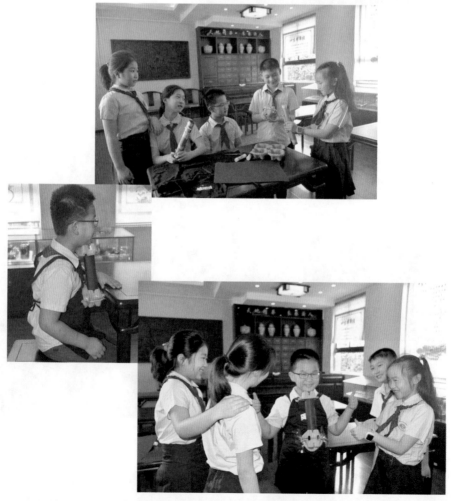

让眼睛更有神

　　保护眼睛，不仅要养成健康的用眼习惯，以预防眼疾，还要关注身体的整体状况，调养生息、平衡膳食，保持心气和畅、心态乐观。让我们为拥有健康、美丽、有神的双眼而努力！

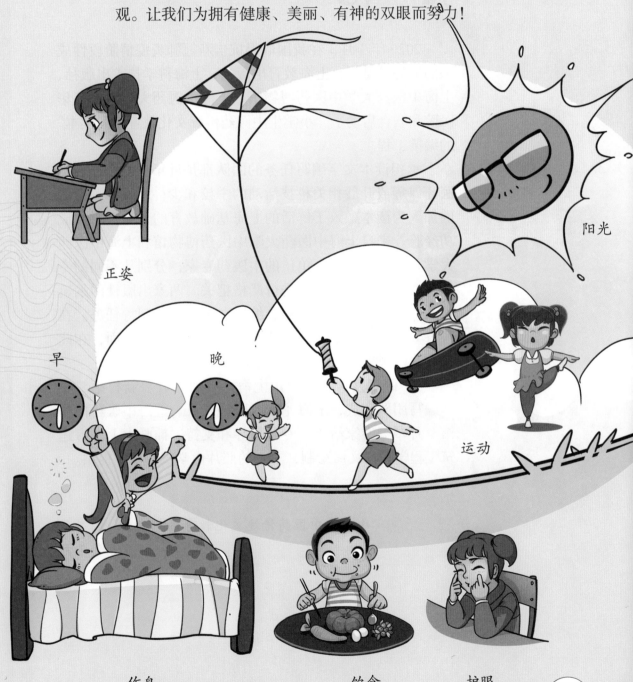

正姿

阳光

早　　晚

运动

作息　　　　　饮食　　　护眼

后 记

2020年3月，在我国取得抗击新冠肺炎疫情阶段性成果的形势鼓舞下，上海教育出版社、上海科学技术出版社、上海中医药大学中医药博物馆、上海中医药大学附属龙华医院和联合启动了"小学生中医药传统文化教育系列读本"的编撰工程。

承担读本文字编写任务的团队都是近年来已经开设中医药课程或开展相关科技活动的学校和少科站教师，他们的加入为读本融入了鲜活的上海基础教育的先进理念和成功经验。来自上海中医药大学中医药博物馆和上海中医药大学附属龙华医院等单位的中医药专家，分别从不同的专业角度对读本的科学性进行严格把关。两家出版社的编辑团队，则承担了精心策划、编辑、设计和印制等任务。在各方共同的努力下，这套读本得以与广大读者见面，在此一并致以诚挚的谢意。

《护眼秘笈》文字稿由上海市杨浦区开鲁新村第二小学编写团队完成，上海龙华医院刘新泉、上海中医药博物馆罗月琴等专家给予了专业指导和支持，插画由上海市建筑工程学校徐文彦绘制，书中的照片由学校等单位提供。

"小学生中医药传统文化教育系列读本"编委会
2020年7月